RUMPLE ButterCUP

香蕉怪咖找到
归属感的故事

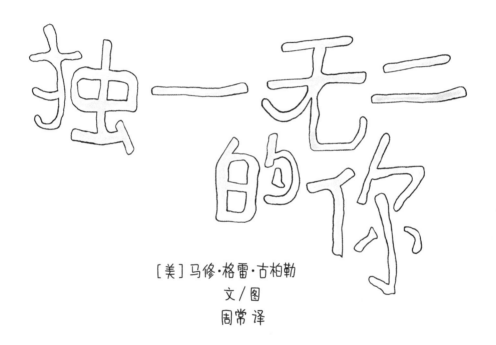

独一无二的你

[美]马修·格雷·古柏勒

文/图

周常 译

人民东方出版传媒

东方出版社

图书在版编目（CIP）数据

独一无二的你：香蕉怪咖找到归属感的故事 /（美）马修·格雷·古柏勒著；周常译 . — 北京：东方出版社，2021.8
书名原文：RUMPLE BUTTERCUP
ISBN 978-7-5207-2090-8

Ⅰ.①独… Ⅱ.①马…②周… Ⅲ.①精神疗法–青少年读物 Ⅳ.①R749.055-49

中国版本图书馆CIP数据核字(2021)第041561号

Original title: RUMPLE BUTTERCUP,by Matthew Gray Gubler
Illustrations by Matthew Gray Gubler
Copyright 2019 Matthew Gray Gubler
Arranged through Creative Artists Agency,INTERNATIONAL LITERARY AGENCY, LTD,Big Apple Agency(China).

中文简体字版专有权属东方出版社
著作权登记号 图字：01-2021-0093

独一无二的你
(DUYIWUER DE NI)

作　　者：（美）马修·格雷·古柏勒 著　周常 译
策 划 人：张　旭
责任编辑：王蒙蒙
特约编辑：刘勇军
产品经理：王蒙蒙
封面设计：潘振宇774038217@qq.com
出　　版：东方出版社
发　　行：人民东方出版传媒有限公司
地　　址：北京市西城区北三环中路6号
邮　　编：100120
印　　刷：小森印刷（北京）有限公司
版　　次：2021年8月第1版
印　　次：2021年8月第1次印刷
印　　数：1-15000册
开　　本：650毫米x860毫米　1/16
印　　张：8.5
字　　数：10千字
书　　号：ISBN 978-7-5207-2090-8
定　　价：59.80元
发行电话：(010)85924663　85924644　85924641

版权所有，违者必究
如有印装质量问题，我社负责调换，请拨打电话：(010) 85924728

for all the Rumples
everywhere

献给各个地方
独一无二的你

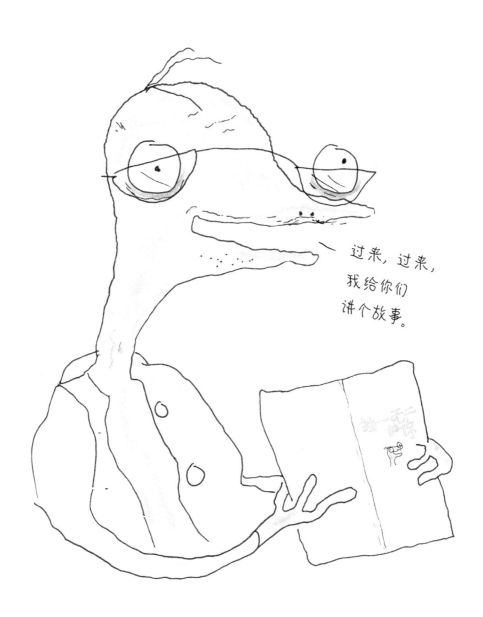

过来，过来，
我给你们
讲个故事。

第1章

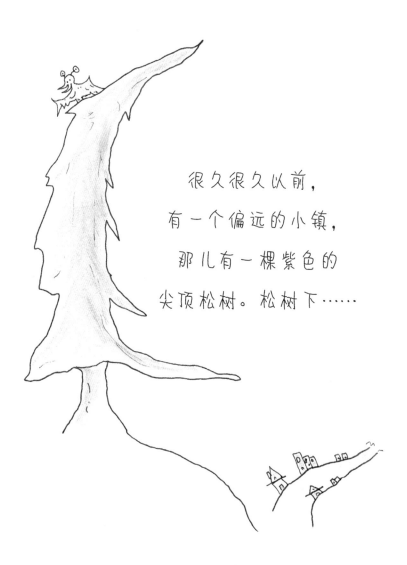

很久很久以前，
有一个偏远的小镇，
那儿有一棵紫色的
尖顶松树。松树下……

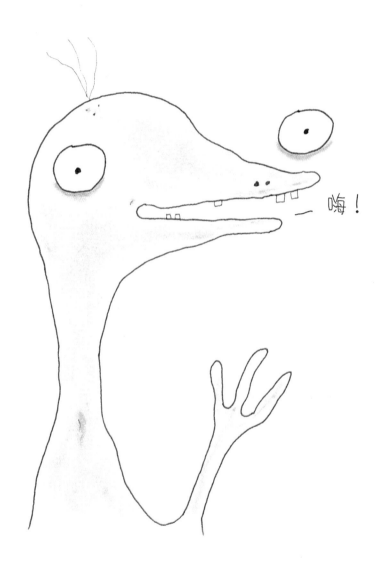

……住着一个怪物。

他的名字叫兰普·巴特卡普。

他长着……

5 颗歪歪扭扭的牙齿

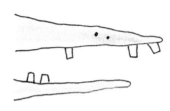

3 根头发

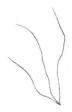

绿色的皮肤

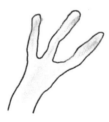

他的左脚比右脚
略大一点儿

大了11%

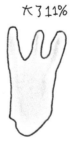 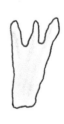

左脚　　　　右脚

他是个怪咖。

兰普很担心很担心，
要是有人看到他，
说不定会……

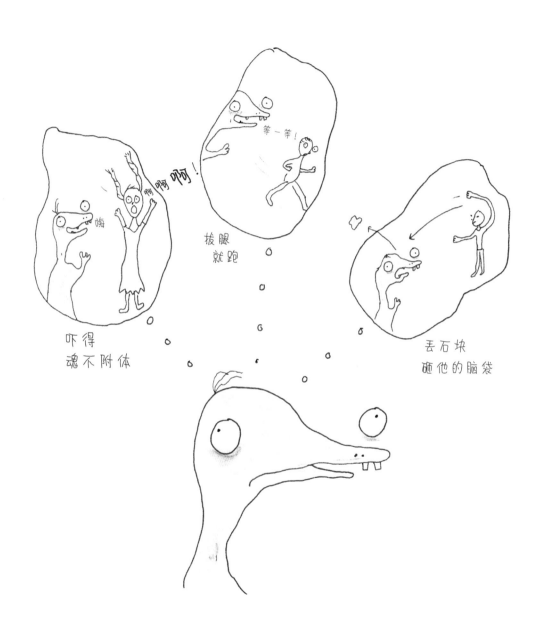

他只好一直躲在地下的
排水沟里。
那儿是镇中心，
旁边有一个垃圾桶。

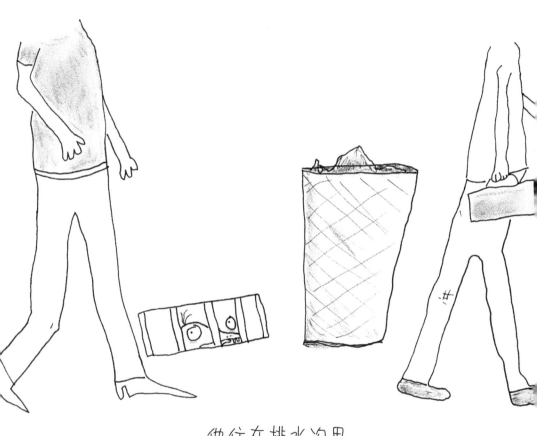

他住在排水沟里，
别人都看不到他。

他却能看到其他人。

他看着他们，

笑呀玩呀，唱呀跳呀！

有的遛狗，有的跳绳！

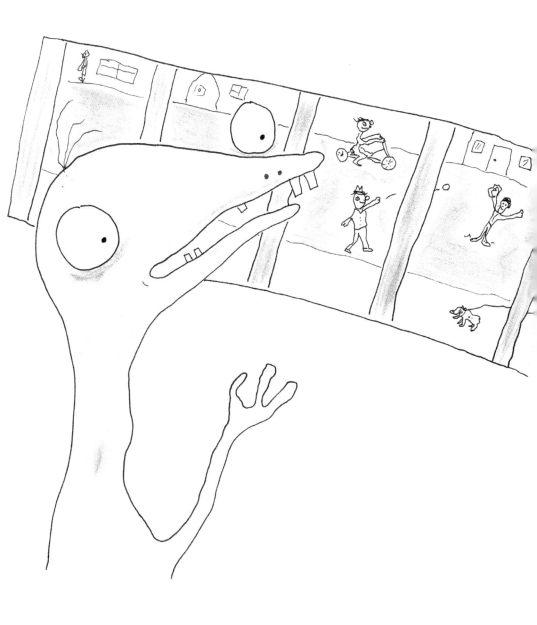

但最重要的是……

他们全都是正常人。

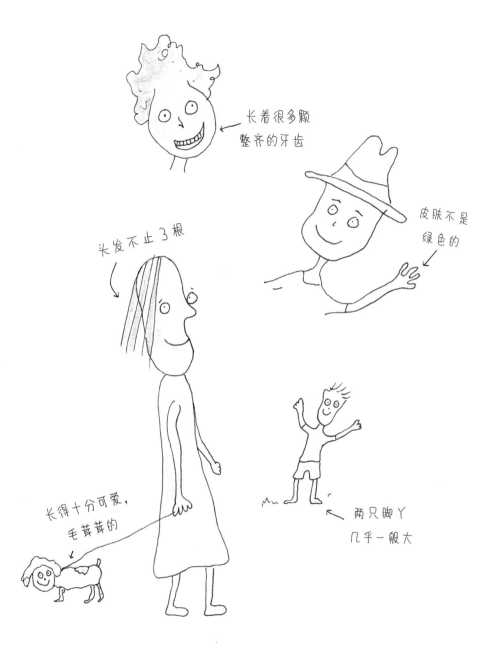

长着很多颗
整齐的牙齿

皮肤不是
绿色的

头发不止3根

长得十分可爱,
毛茸茸的

两只脚丫
几乎一般大

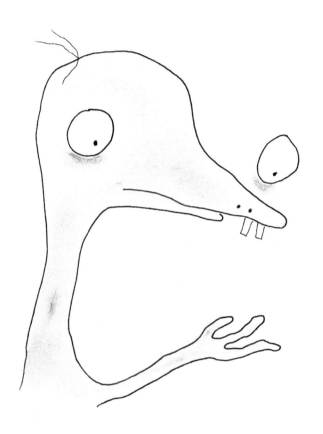

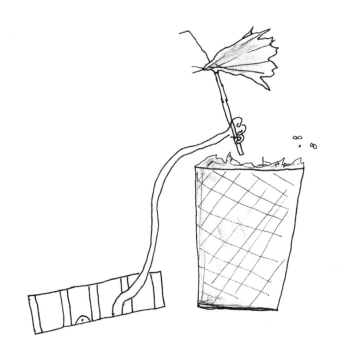

不过，住在地下也不全是坏事。
兰普充分利用了这一点，
他用从外面的垃圾桶里找到的老旧废物，
把自己的小家装饰得漂漂亮亮。

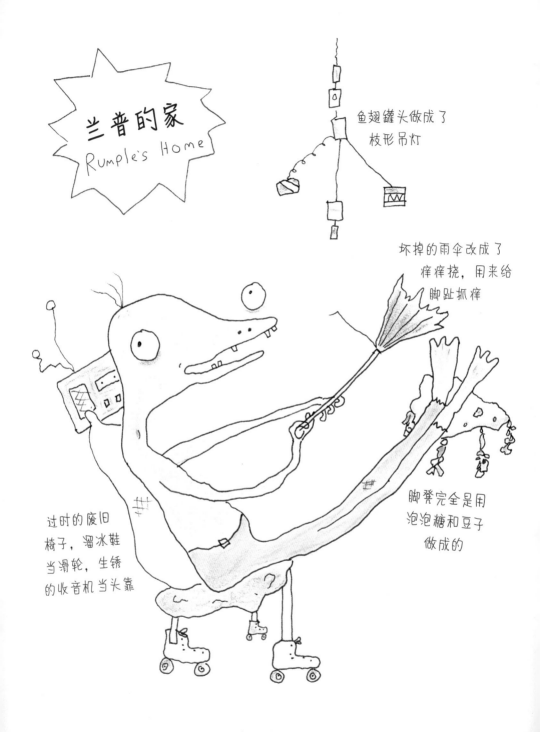

兰普的家
Rumple's Home

鱼翅罐头做成了
枝形吊灯

坏掉的雨伞改成了
痒痒挠，用来给
脚趾抓痒

过时的废旧
椅子，溜冰鞋
当滑轮，生锈
的收音机当头靠

脚凳完全是用
泡泡糖和豆子
做成的

一天又一天，
一周又一周，
一年又一年，
他就在那里生活着。

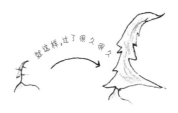
就这样，过了很久很久

他始终孤身一人……

有一天,他伸手到垃圾桶里,拿到了……

 2 根棒棒糖

 1 块嚼过的口香糖

 3 根意大利面

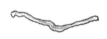 一些融化的甘草糖

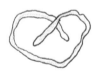 一块变硬了的椒盐卷饼

 一把玉米糖

他用这些东西制作了一个……

玉米糖人
CANdy CorN CarL

玉米糖人虽然只是一堆被兰普粘在墙上的废弃糖果，但却成了兰普在这世上最好的朋友。兰普每天都会和他聊上几个小时。

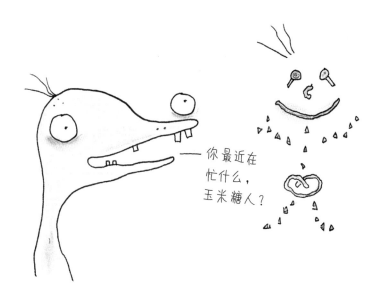

—— 你最近在
忙什么，
玉米糖人？

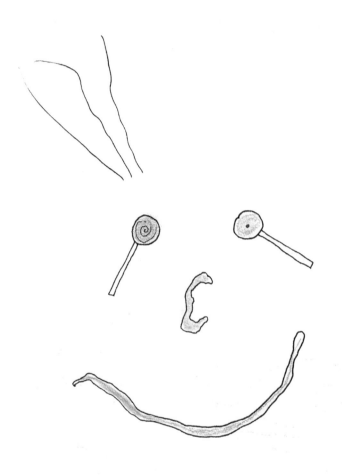

可是，玉米糖人从来都没有回答他……

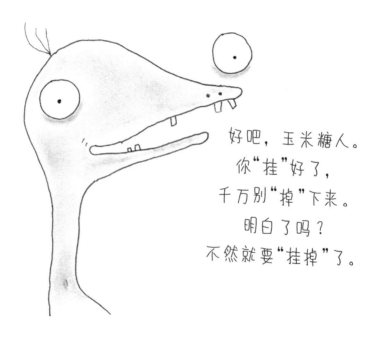

好吧，玉米糖人。
你"挂"好了，
千万别"掉"下来。
明白了吗？
不然就要"挂掉"了。

※ 如果玉米糖人是真的人，说不定会喜欢这个笑话，可他只
　是一堆粘在墙上的糖果，所以只是瞪着空洞的眼睛。

兰普不用垃圾堆东西
或不与玉米糖人说话的时候，
他就会坐在排水沟边上，
听着地面上的人们在那里说话，
仿佛他们是在和他聊天。

◁ ▷ ◁

他紧紧闭着眼睛，
就可以假装地面上发生的那些
好玩的事都有他的份儿。

我的猫咪躲在那棵
高高的大树上，
有人能帮我抓下来吗？

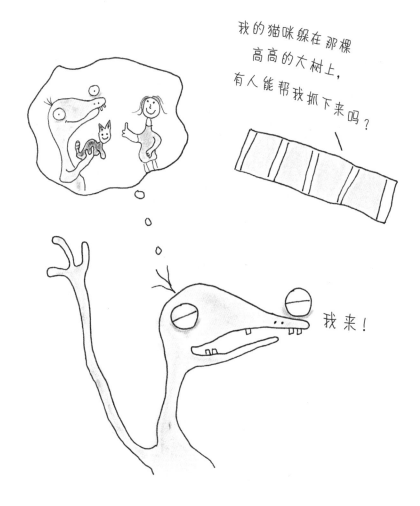

我来！

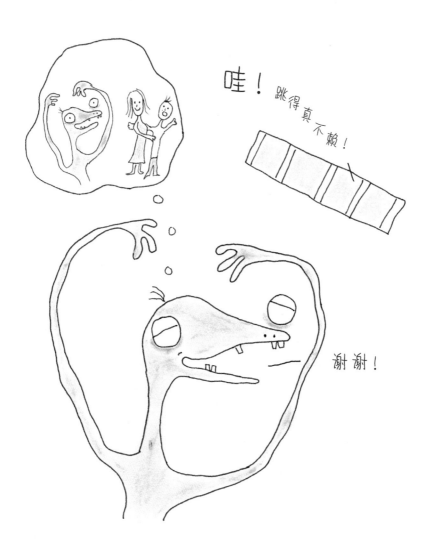

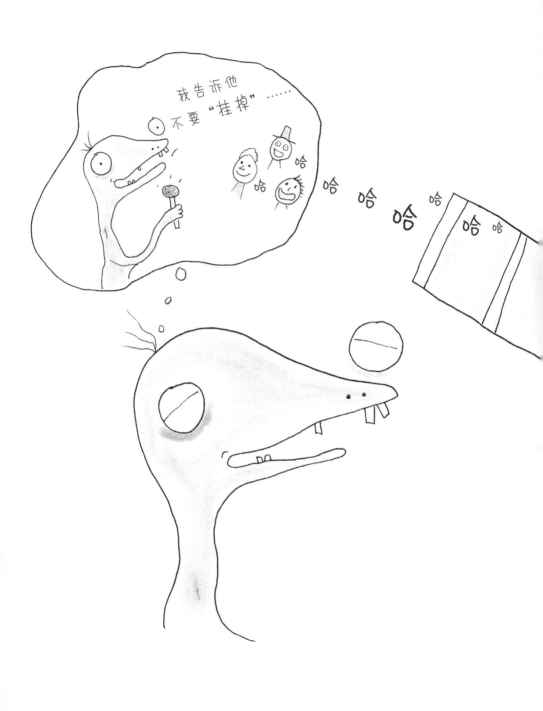

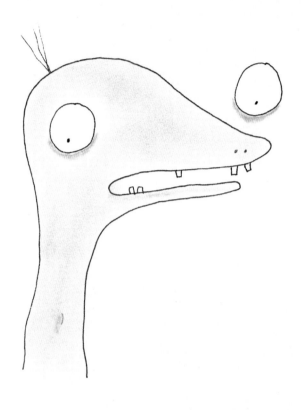

可是，当他睁开眼睛的时候，

他会想起那一切只是一个梦，

没有人和他说过话。

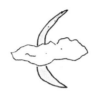

有时候，

月亮被乌云遮住了光芒，

兰普恰巧此刻又想冒险，

他就会简单地乔装一下，

到地面上"走走"。

兰普地面探险
乔装说明

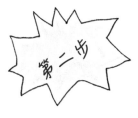

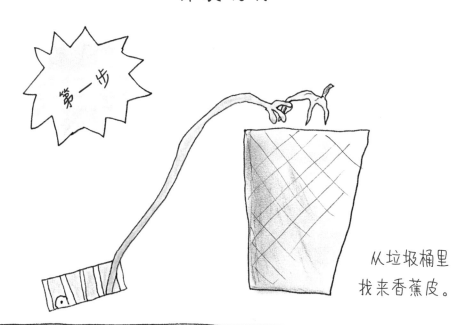

从垃圾桶里
找来香蕉皮。

把香蕉皮
盖在头上。

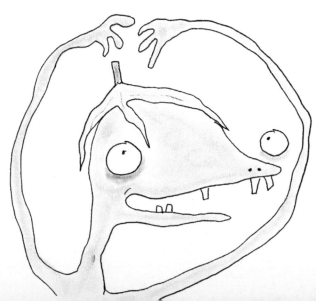

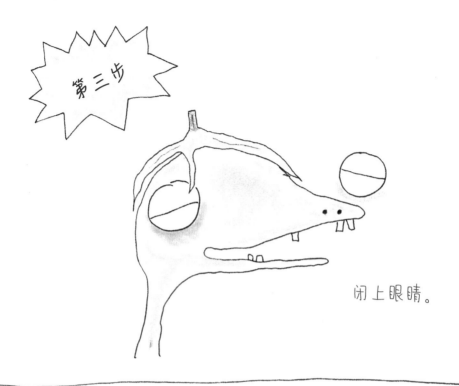

第三步

闭上眼睛。

第四步

爬出排水沟，
一动不动地坐着。

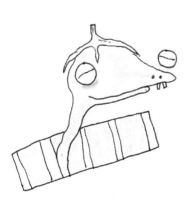

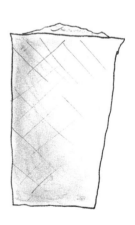

他头上顶着香蕉皮，
静静地坐在垃圾桶旁边。
不会有人注意到他，
即便有人看见他，
也只会认为他是一堆垃圾。

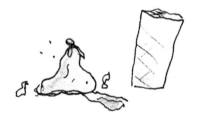

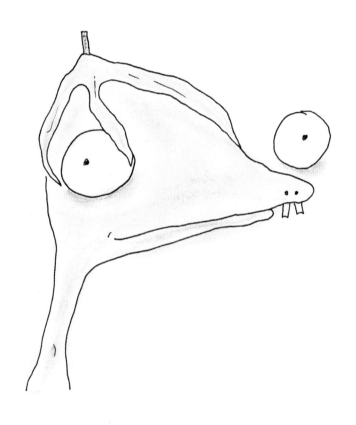

在香蕉皮的伪装下，兰普几乎认为
自己是个正常人。

年复一年，
兰普就这样
在排水沟边，
在垃圾桶边，
紧闭着眼睛，
感受着清风拂面，
想象着四季更迭。

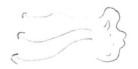

金秋十月，他能听到树叶
窸窸落下的声音，
仿佛尝到了美味的
苹果汁。

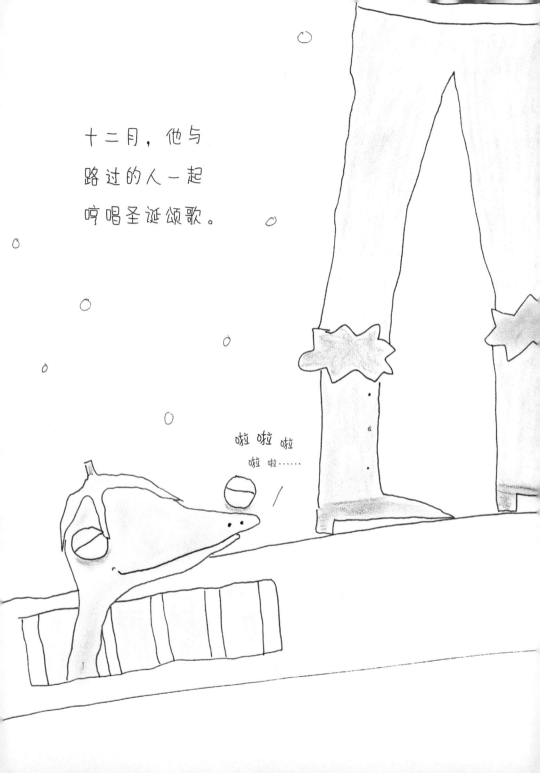

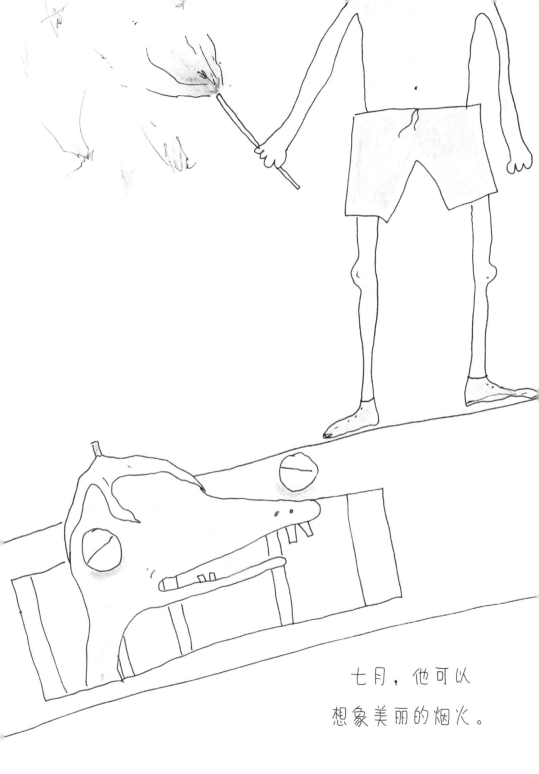

七月，他可以
想象美丽的烟火。

但是，每当夜幕降临，

最后他总是会

想起……

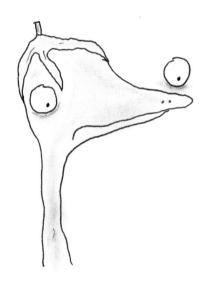

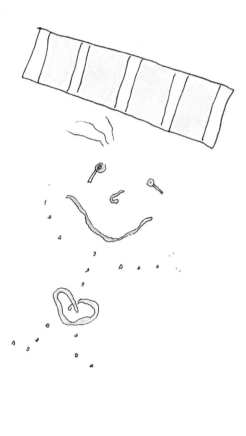

他仍旧是孤零零的……

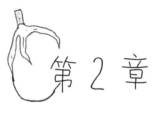

第 2 章

当树叶变绿了，
这就意味着，
兰普最喜欢的日子
很快就要到了。

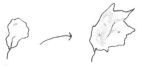

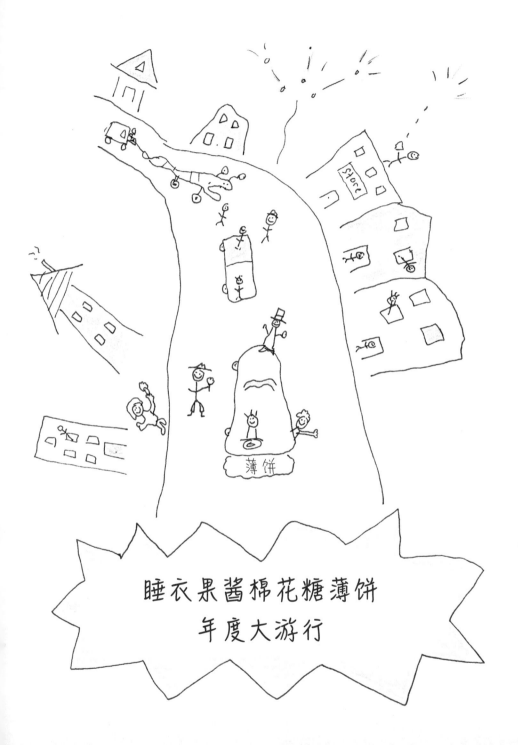

睡衣果酱棉花糖薄饼
年度大游行

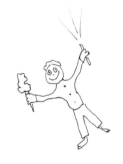

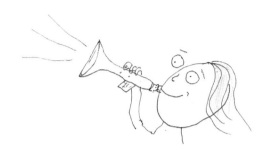

在夏季的第17个礼拜六，
镇上的每个人都很晚才起床，
他们会一直穿着睡衣，
去镇中心游行，他们载歌载舞，
放着烟花，一边大笑一边吃
巨大的棉花糖薄饼。

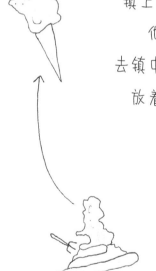

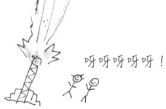

呀呀呀呀呀！

这是兰普最喜欢的日子，
每年只有在这一天，
他才可以戴上香蕉皮伪装，
在大白天到外面去。

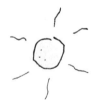

外面是那么热闹，

人来人往的，

没有人会注意到他……

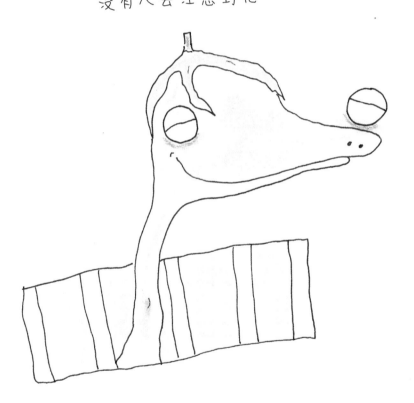

只要他做好

伪装……

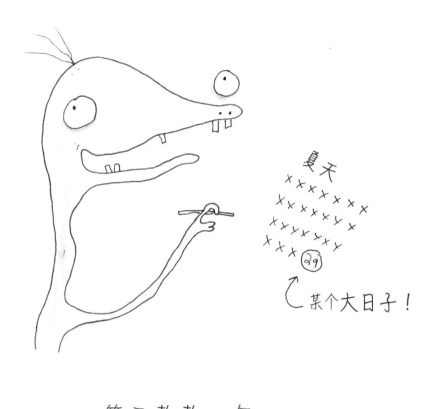

等了整整一年，

大日子终于快到了！

前一天晚上，

兰普兴奋得几乎睡不着觉。

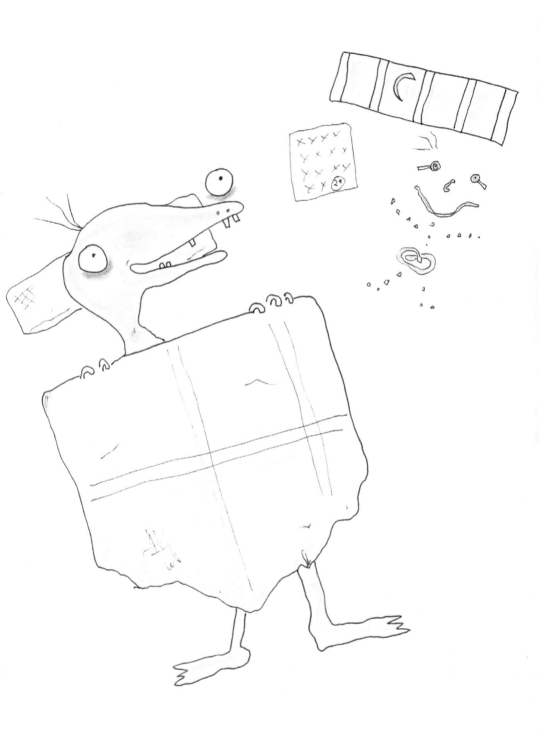

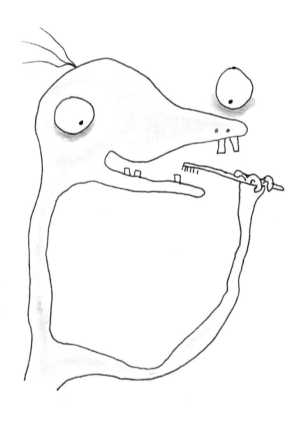

第二天，他一大早就醒了，
刷了刷5颗歪斜的牙齿。

梳了梳3根稀疏的头发。

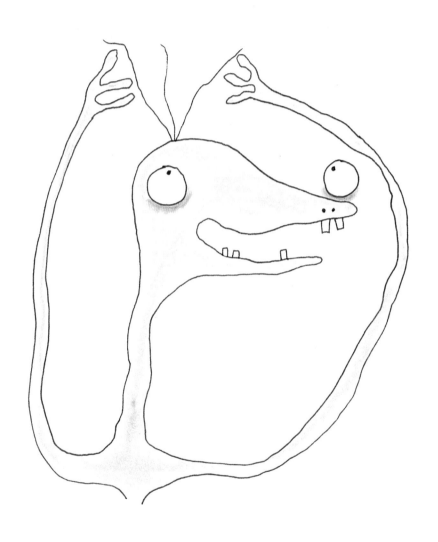

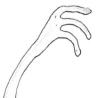

他小心翼翼地慢慢地
把绿色的长手伸出排水沟，
去找香蕉皮……

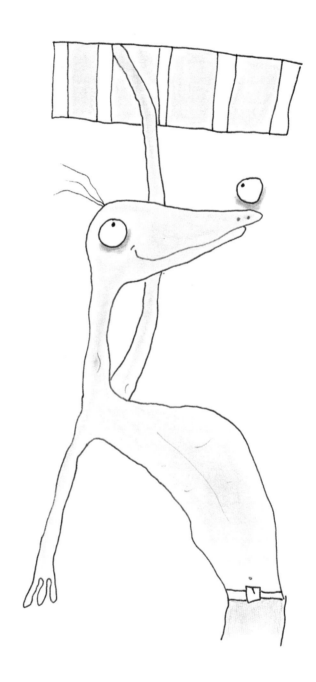

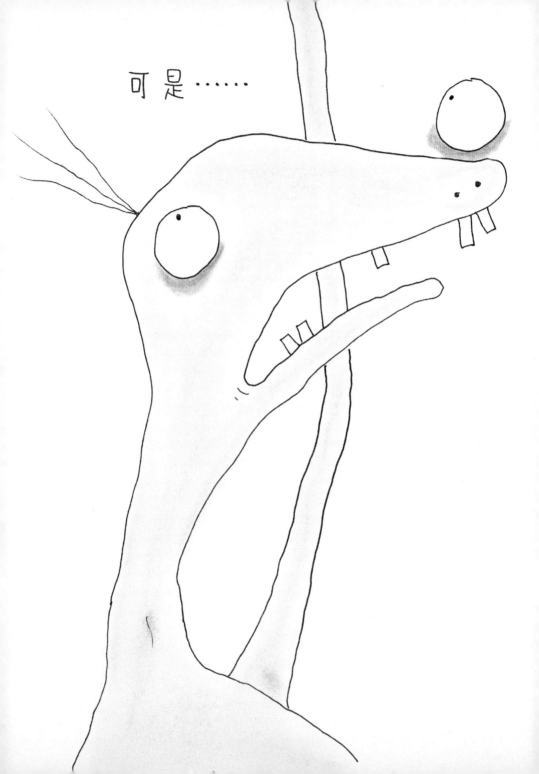

垃圾桶竟然是

空的！

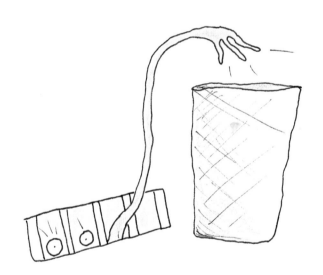

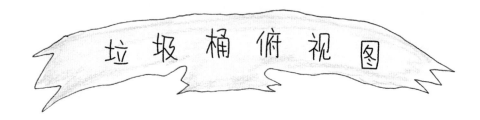

垃圾桶俯视图

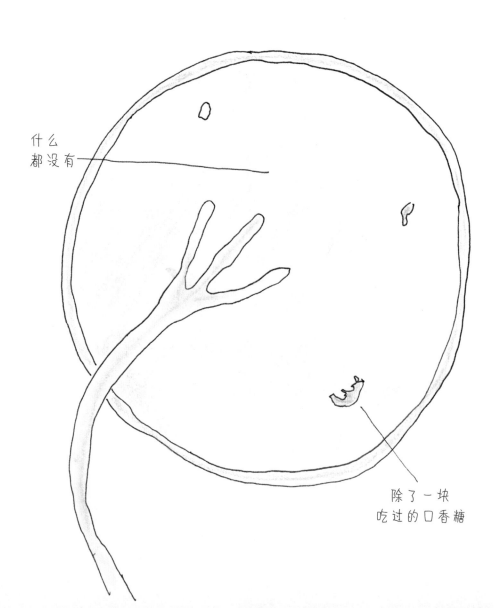

什么
都没有

除了一块
吃过的口香糖

没有香蕉皮！

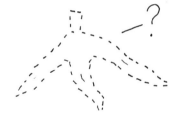

"啊，不！"兰普心想……

"这下可去不成睡衣果酱

棉花糖薄饼大游行了。"

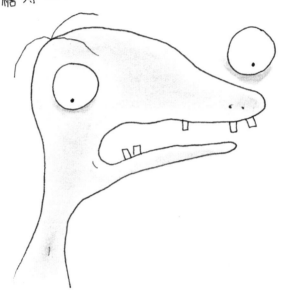

"没有伪装，我可不能到

地面上去，不然，

人们会觉得我是怪咖的。"

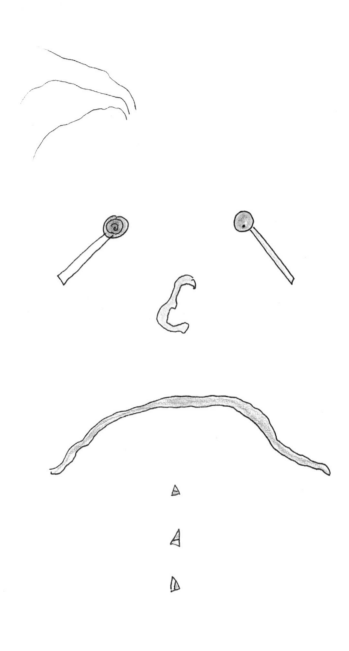

于是，

他垂下了头……

大哭了起来……

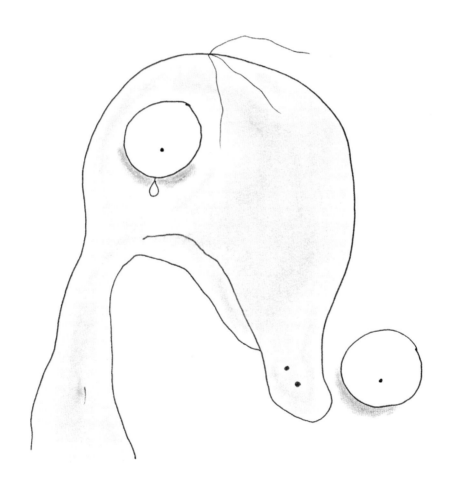

他哭个不停……

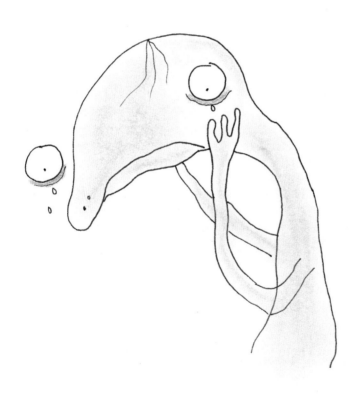

泪珠儿不断地向下落……

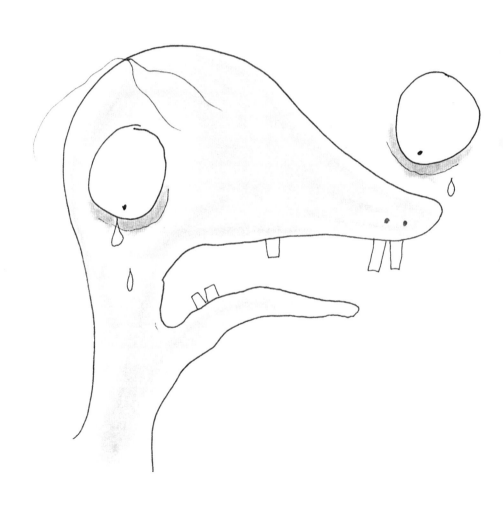

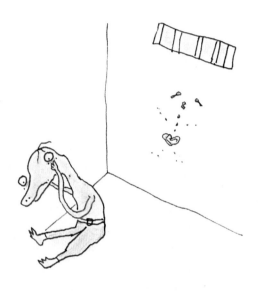

这时候，

一个声音响起……

第３章

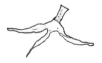

今年你不去看
棉花糖薄饼
大游行了吗？

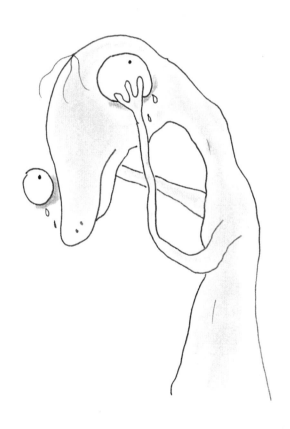

兰普简直不敢相信
自己的耳朵！难道
过了这么多年，
玉米糖人终于开口说话了？

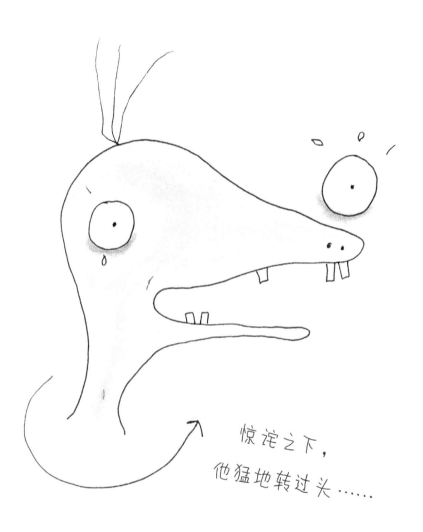

惊诧之下，

他猛地转过头……

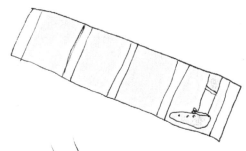

可是，玉米糖人
沉默不语！

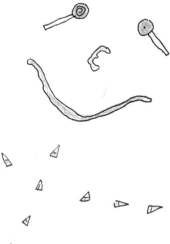

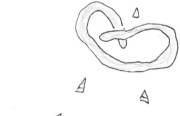

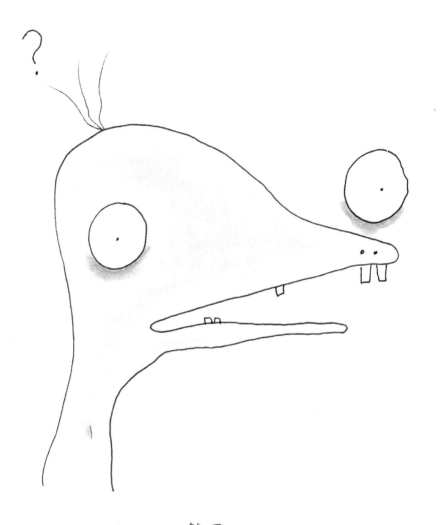

然后，

他又听到了那个声音……

这次，

声音大了点儿。

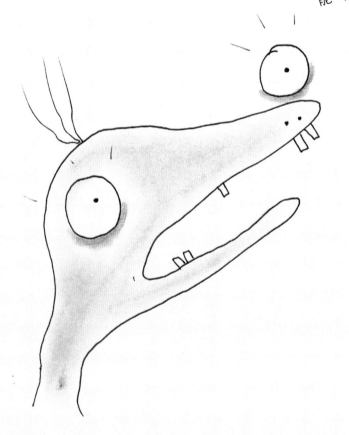

这个声音

并不是玉米糖人发出来的。

而是来自排水口！

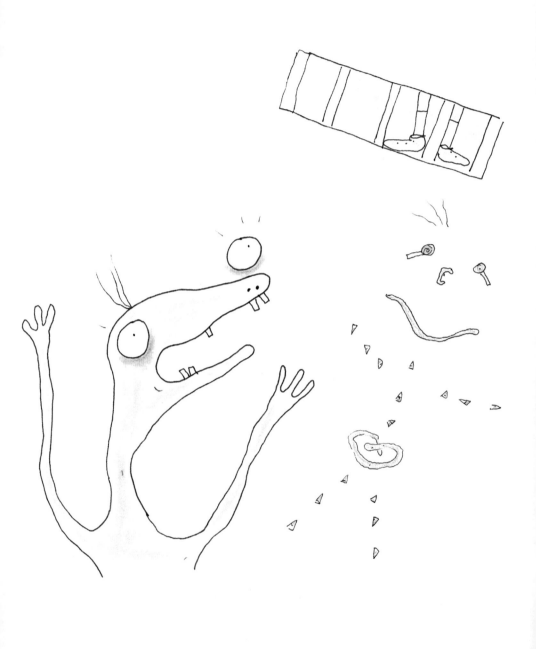

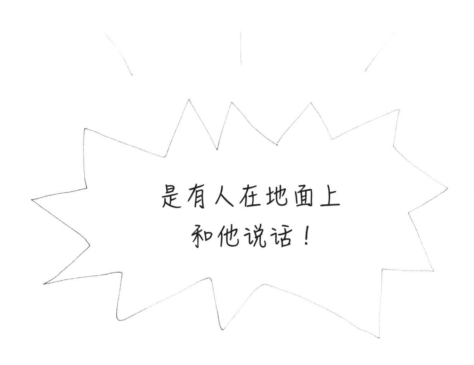

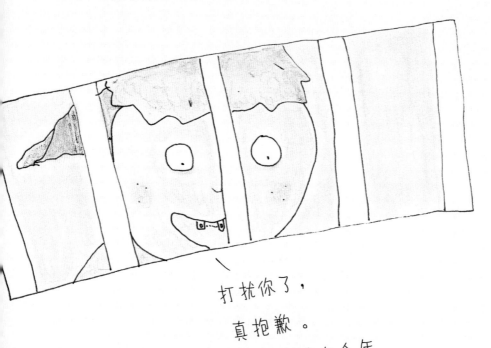

打扰你了，

真抱歉。

可我们想知道你今年

还会不会去看棉花糖

薄饼大游行……

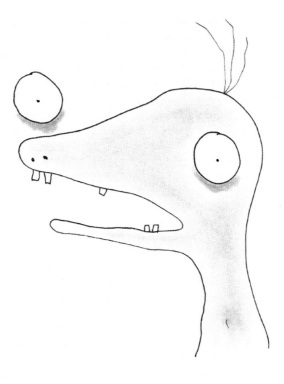

兰普羞怯地回答……

你的意思是……

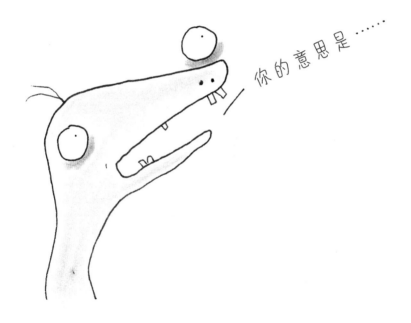

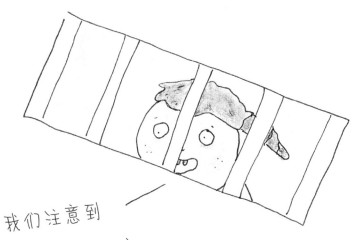

我们注意到
你不在你常去的地方，
所以想来看看
你过得是否还好。

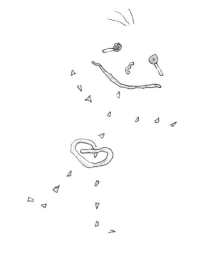

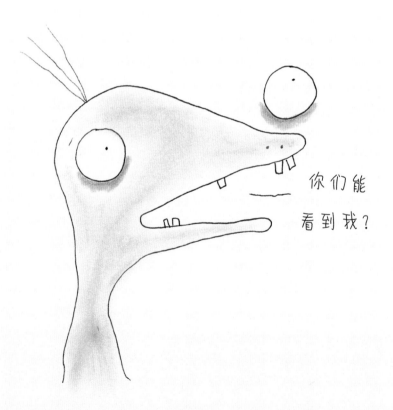

你们能
看到我？

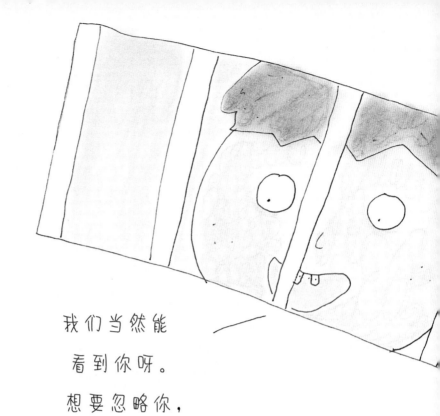

我们当然能

看到你呀。

想要忽略你，

还真不容易呢。

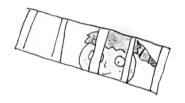

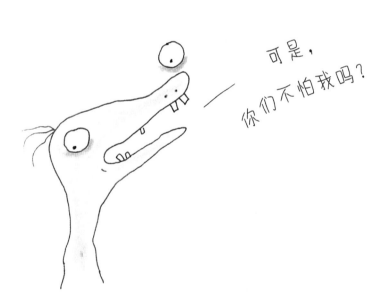

可是，
你们不怕我吗？

另一个声音回答道······

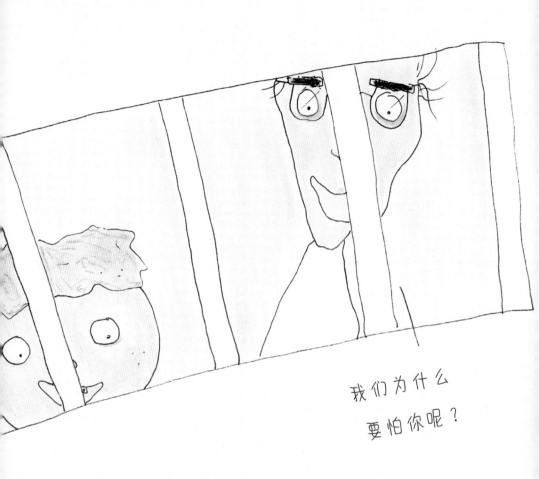

我们为什么
要怕你呢？

因为我长了5颗歪牙，
只有3根头发，
长着布满鳞甲的绿皮肤，
我的左脚还比右脚略大一点儿……

我是个怪咖！

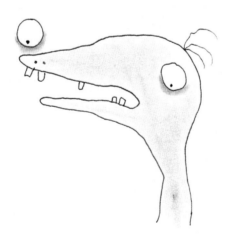

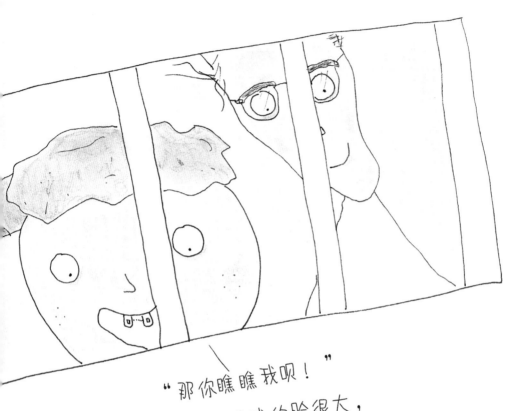

"那你瞧瞧我呗!"
男孩回答。"我的脸很大,
牙齿上戴着矫正器,
脸上长满了雀斑。"

兰普抬头看着他们，

只听另一个人说……

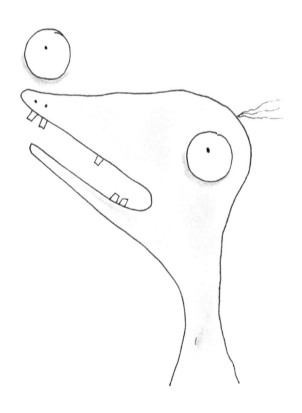

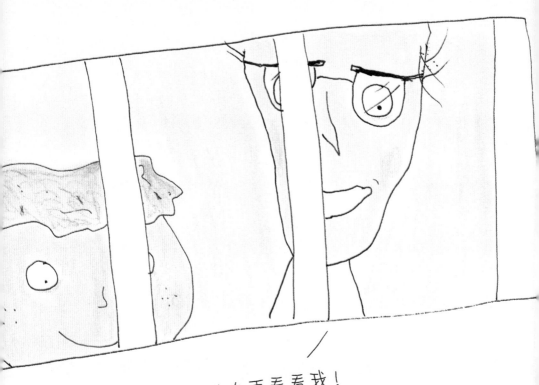

"你再看看我！
我戴的眼镜片总是那么厚，
鼻子特别尖，
还发不出字母'R'的音！"

兰普突然感觉没那么孤独了。

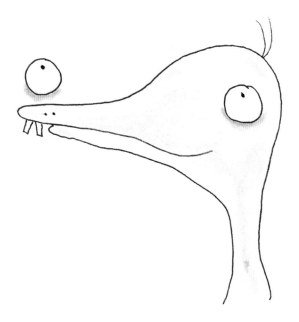

兰普走到排水口边上，
踮起脚尖，向外看去……

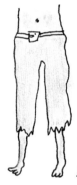

踮起脚尖

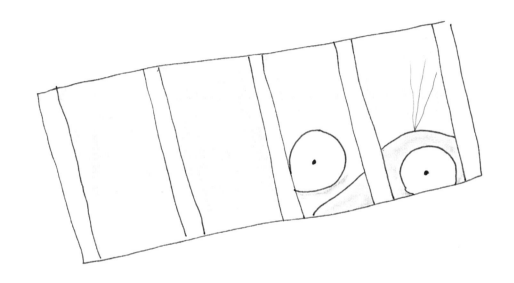

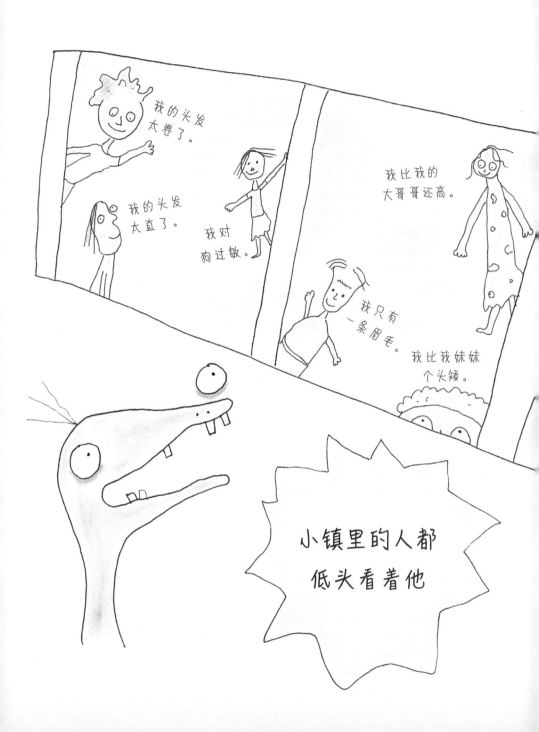

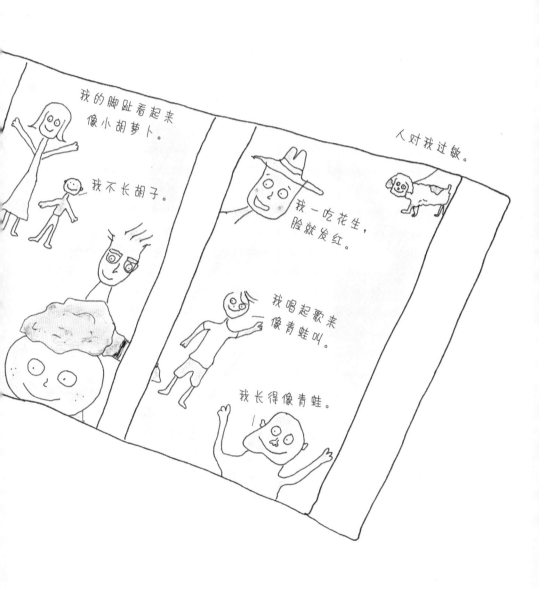

这时候，兰普才意识到……

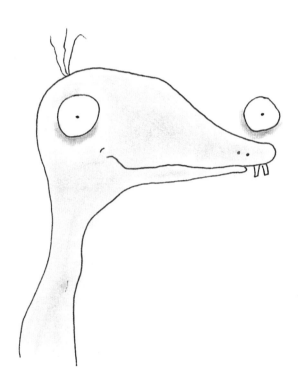

所有人都有点怪！

正因为如此，
我们才是独一无二的。

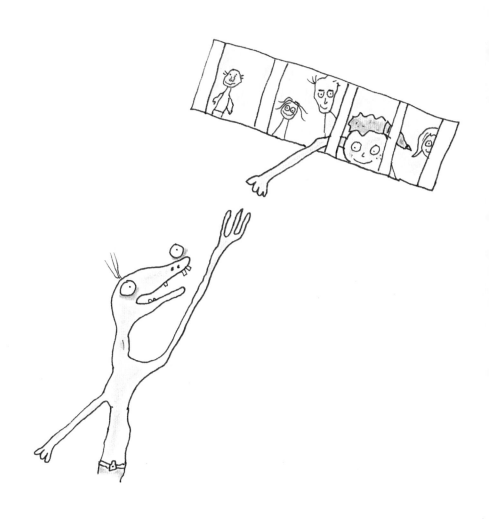

男孩将他拉到地面上，说……

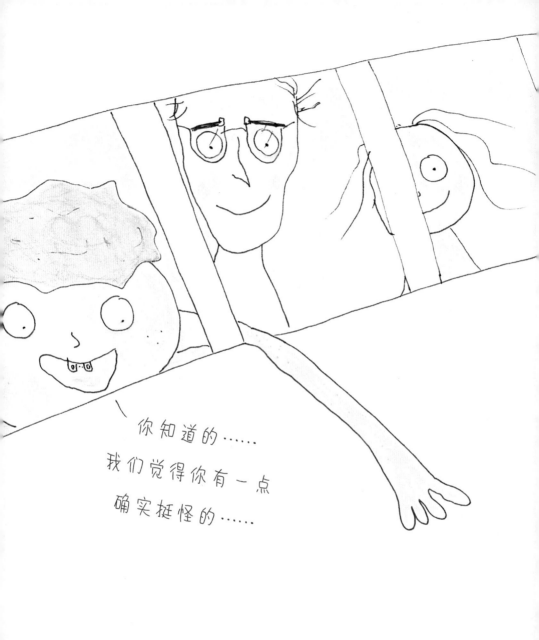

啊，不！
兰普心想：
"哪一点呢？"

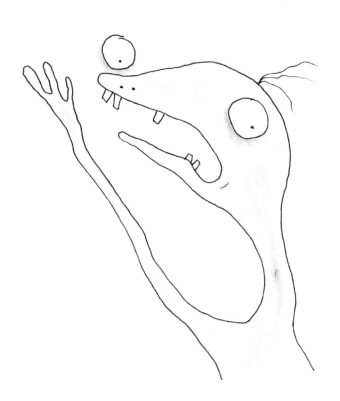

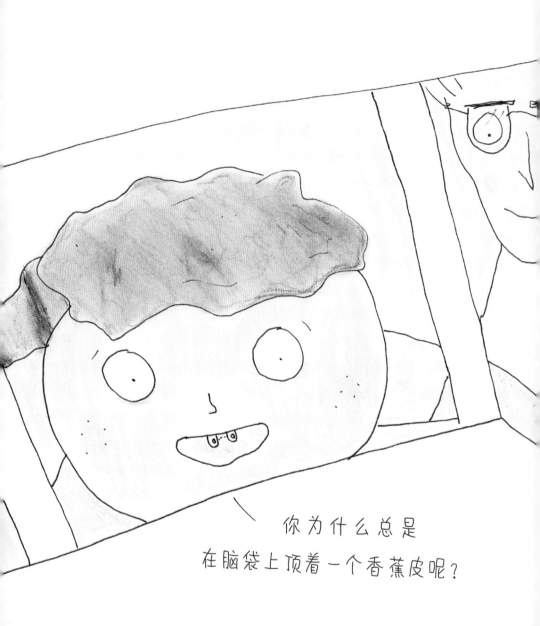

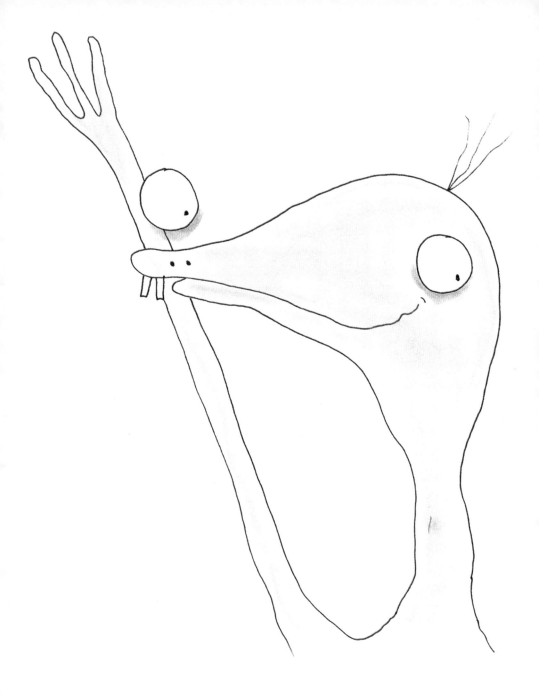

兰普轻轻地笑了……

人们一直看着兰普，
并没有人在意他长着——
5 颗歪歪扭扭的牙齿，
3 根头发，
带鳞甲的绿皮肤，
甚至他头上的香蕉皮！

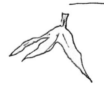

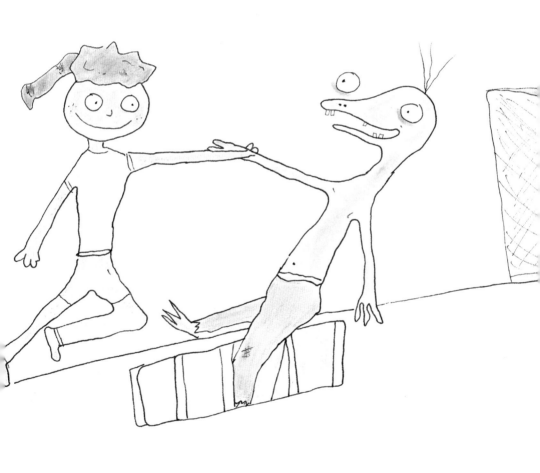

镇里人见到新朋友总算
决定到地面上来，和他们在一起，
都非常开心，
坚持要他站在最高的花车顶部，
走在游行队列的最前面。

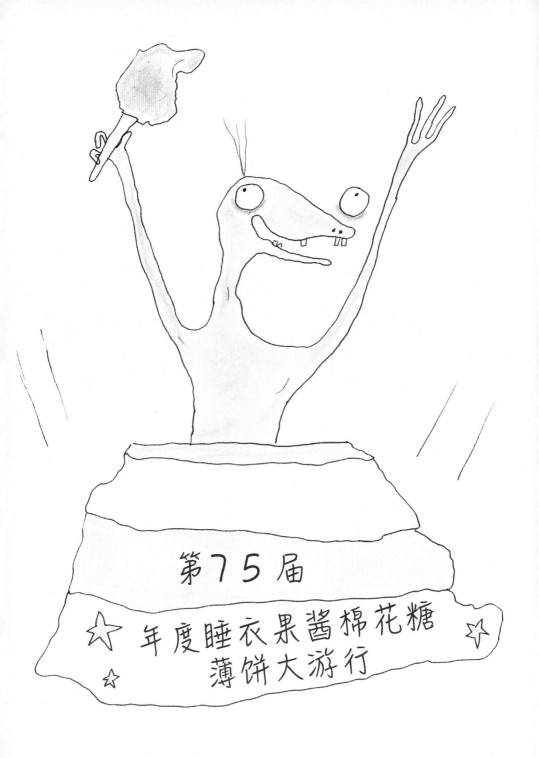

兰普站在高处，
这儿比他以前到过的地方都要高。
他能感觉到风吹过
他的 3 根头发。

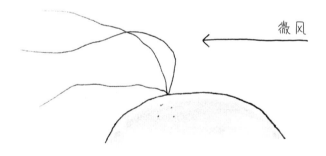

微风

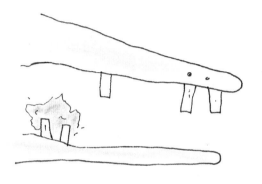

他长着5颗歪歪扭扭的牙齿的嘴里，
品尝到了棉花糖薄饼的味道。

太阳

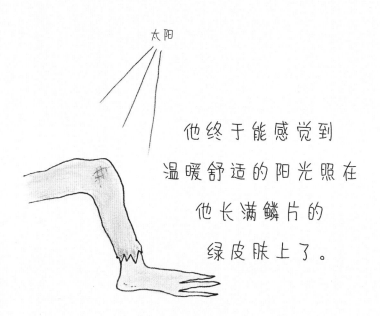

他终于能感觉到
温暖舒适的阳光照在
他长满鳞片的
绿皮肤上了。

但他内心觉得最温暖的，

是知道……

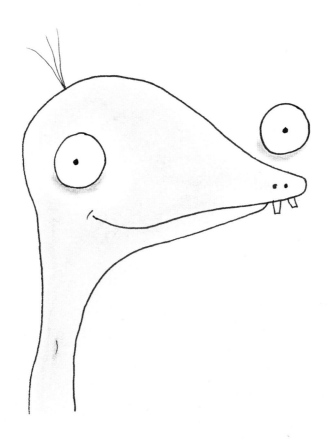

……周围的人都是他的新朋友。

他们全都……

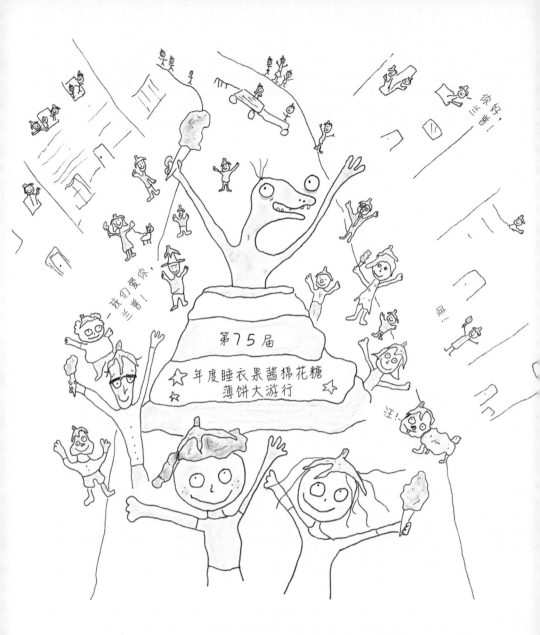

……头戴香蕉皮，向他们的
新朋友兰普·巴特卡普致敬！

完

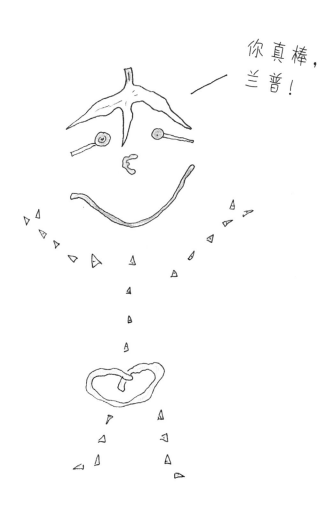

你真棒，
兰普！

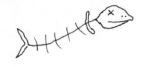

作者简介

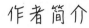

马修·格雷·古柏勒，
是著名的编剧、导演、画家、演员，
还会表演魔术。
他的左膝盖吱吱作响，
姿势像蚯蚓。
他跳起舞来像面条。
这是他的第一本书，
一本专门为你写的书！

要了解更多的信息，可以去他的
枕头城堡博客或访问：
MAtthewgraygubler.com
🐦 @ SUBLERNATION
📷 @ Sublergram